चला जाणून घेऊ या!

तंदुरुस्ती

मूळ इंग्रजी लेखिका
विजया कुमार

अनुवाद
मोतिया बसर्गेकर

मेहता पब्लिशिंग हाऊस

All You Wanted To Know About Fitness
Edited by Vijaya Kumar
Originally published by Sterling Publishers Pvt. Ltd., New Delhi.
Translated into Marathi Language by Motiya Basargekar

चला जाणून घेऊ या! तंदुरुस्ती

अनुवाद : मोतिया बसर्गेकर, मेजर गिरीश बसर्गेकर,
१/२, मंदिर मार्ग, सागर कँट., मध्यप्रदेश.

मराठी अनुवाद व प्रकाशनाचे हक्क, मेहता पब्लिशिंग हाऊस, पुणे.

प्रकाशक : सुनील अनिल मेहता, मेहता पब्लिशिंग हाऊस, १९४१,
सदाशिव पेठ, माडीवाले कॉलनी, पुणे - ४११ ०३०

मुखपृष्ठ : मेहता पब्लिशिंग हाऊस, पुणे
प्रथमावृत्ती : जुलै, २००४ / मार्च, २००५ / ऑक्टोबर, २००६ /
डिसेंबर, २००८ / ऑक्टोबर, २०११ /
पुनर्मुद्रण : सप्टेंबर, २०१५

ISBN 8177664689

प्रस्तावना

ज्यांना तंदुरुस्त व निरोगी आयुष्य घालवायचे आहे अशांसाठी हे वाचायला सोपे असे मार्गदर्शक पुस्तक आहे.

स्वत:च्या व कुटुंबातील इतरांच्या आरोग्याविषयी जागरूक असणाऱ्या व काळजी घेणाऱ्यांना हे पुस्तक चांगल्या आरोग्याची गुरुकिल्ली देणारं बहुमोल व माहितीपूर्ण मार्गदर्शन करेल.

हे पुस्तक तुमच्या आरोग्यविषयक माहितीत भर घालेलच शिवाय शरीर निरोगी ठेवण्यासही तुम्हाला मदत करेल.

अनुक्रम

परिचय / १

आपण तंदुरुस्त का असावं? / २

व्यायाम कसा सुरू करावा? / ४

सुरुवात करा / ६

उष्मांक जिरवा / २९

आदर्श शारीरिक वजन / ३८

उष्मांक मोजणी / ४२

योग्यरित्या वजन कमी करणे / ५६

वजन कमी करण्यासाठी आहार / ६०

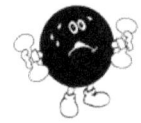 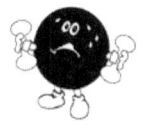

परिचय

'तंदुरुस्तीसाठी जगा व जगण्यास तंदुरुस्त राहा.' हे नीतिवचन सर्व वयोगटातील लोकांना लागू आहे. आणि मुख्यत्वे तंदुरुस्तीच्या मार्गावरील आवश्यक व्यायाम व संतुलित आहाराच्या सवयींशी संबंधित आहे.

व्यायाम व संतुलित आहाराकडे सकारात्मक दृष्टीने पहा व ह्या दोन्ही गोष्टी तुमच्या दिनचर्येचाच एक भाग बनविण्याचा प्रयत्न करा. तंदुरुस्त शरीराने तुम्ही जास्त चांगले काम कराल, जास्त चांगले दिसाल व जास्त चांगल्या मन:स्थितीत राहाल. निरोगी आयुष्य जगायला तंदुरुस्ती आवश्यक आहे. तेव्हा सुरुवात करा आणि चरबीची पुटं नाहीशी होताना बघा. तुम्हा सर्वांना चांगल्या आरोग्यासाठी व यशस्वी प्रशिक्षणासाठी शुभेच्छा!

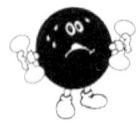

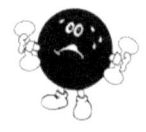

आपण तंदुरुस्त का असावं ?

- एक तंदुरुस्त व्यक्ती तंदुरुस्त नसलेल्या व्यक्तिपेक्षा जास्त काळ श्रम व दमणुकीत तग धरू शकते.
- ती व्यक्ती शारीरिक ताण सहन करू शकते.
- ती व्यक्ती जास्त ताकदवान असते, तिच्यात जास्त जोम असतो व तिचे हृदय हे अशक्त-दुबळ्या व्यक्तिंपेक्षा अधिक कार्यक्षम असते.
- ती व्यक्ती बुद्धीने सतर्क असते, तिला कुठलेही मानसिक तणाव नसतात, आणि ती शारीरिक व्याधींपासून मुक्त असते.
- दुबळे स्नायू हे पाठदुखीचं एक मुख्य कारण आहे. आपण या स्नायूंना जेवढा कमी व्यायाम देऊ तेवढे ते जास्त दुबळे व नाजूक बनतात. त्यांचा लवचिकपणा कमी होतो.
- शरीर सुधारण्याचा सगळ्यात उत्तम मार्ग म्हणजे व्यायाम व संतुलित आहार यांचा मेळ.
- व्यायाम शरीरातील एकूण चरबी कमी करण्यासाठी आवश्यक आहे.
- आहार संतुलित ठेवून नियमितपणे संतुलित व्यायाम केल्याने

वजन कमी होऊ शकते.

- शरीर तंदुरुस्त ठेवणे म्हणजे स्नायूंचा जोम, त्यांची बळकटी, सहनशक्ती, लवचिकपणा व हृदयाची कार्यक्षमता वाढवून तुमची एकूण शरीर प्रकृती सुधारणे.
- पोटाच्या दुबळ्या झालेल्या स्नायुंमुळे नाजूक झालेले, खाली उतरलेले अथवा पुढे आलेले पोट शरीराच्या ठेवणीला हानीकारक असते.
- नियमीत जोमदार व्यायाम केल्याने तुमच्या हृदयाची, फुफ्फुसांची व इतर अवयवांची कार्यक्षमता सुधारते.
- नियमीत व्यायाम केल्याने तुमचा मानसिक ताण व बेचैनी दोन्ही कमी होण्यास मदत होते.
- निरोगी व तंदुरुस्त व्यक्तीला सामान्य इजा कमी होतात आणि झाल्याच तर लवकर बऱ्या होतात.
- लठ्ठ व्यक्ती आकर्षक दिसत नाहीच शिवाय तिला उच्च रक्तदाब, त्वचेचे रोग, हृदयरोग, शरीरावरील सूज अशा आयुष्यमान कमी करणाऱ्या व्याधीही असू शकतात.

✧

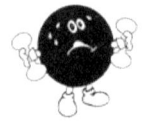 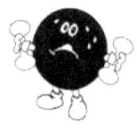

व्यायाम कसा सुरू करावा?

- व्यायामाकडे योग्य दृष्टीने बघणे अतिशय महत्त्वाचे आहे.
- कुठलाही व्यायाम करा, पण तो उत्साहाने करून त्यातील आनंद घ्या.
- व्यायामापासून होणाऱ्या फायद्यांचा रोज विचार करा.
- आरशासमोर व्यायाम केल्याने तुम्ही कुठल्या स्नायूंचा वापर करून व्यायाम करत आहात हे दिसेल आणि कुठला विशिष्ट व्यायाम प्रकार तुम्हाला अत्यावश्यक आहे ते तुमच्या लक्षात येईल.
- व्यायाम करताना संगीत असावं. मात्र ते लक्ष विचलीत करणारं असू नये.
- व्यायामासाठी भरपूर ताजी हवा खेळणारी खोली निवडा.
- व्यायाम सुरू करण्याआधी शरीर व्यायामासाठी तयार करणे (वॉर्म अप) महत्त्वाचे आहे. विशेषत: ज्यांची सहनशीलता कमी आहे अशांनी.
- व्यक्ती वयाने जेवढी जास्त तेवढी तिला व्यायामासाठी शरीर

तयार करण्याची गरज जास्त असते, त्यामुळे स्नायू लचकणे, उसण भरणे टाळता येऊ शकते.

- ताणण्याचे व मोकळे करण्याचे व्यायाम शरीरातील मोठ्या आकाराच्या स्नायूंना लवचिक बनवतात.
- व्यायामासाठी शरीर तयार करण्याची क्रिया अतिशय सावकाश शरीराला कुठलाही अनावश्यक ताण न देता सुरू केली पाहिजे. हळूहळू तिचा वेग व जोर वाढवावा.
- पहिल्या दिवशी व्यायाम सुरू करण्यापूर्वी तुम्ही स्वत:चं वजन करा व शरीराची मापं घ्या. एका आठवड्यानंतर तुम्ही परत तपासून पाहू शकता.

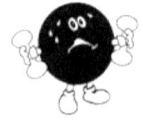 # सुरुवात करा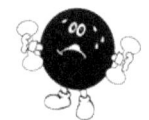

भूमी स्पर्श

- दोन पायांमध्ये १ फूटाचे अंतर ठेवून हात कानां- शेजारून सरळ रेषेत उंच ठेवून ताठ उभे राहा.

  - गुडघे ताठ ठेवून पायांच्या मधल्या जमिनीला स्पर्श करण्यासाठी पुढे वाका.
  - परत पहिल्या अवस्थेत या.
  - हा व्यायाम आणखी दोन वेळा करा.
  - एका आठवड्यानंतर हा व्यायाम पाच वेळा पर्यंत वाढवा आणि नंतर हळू- हळू दहा वेळा पर्यंत वाढवा.

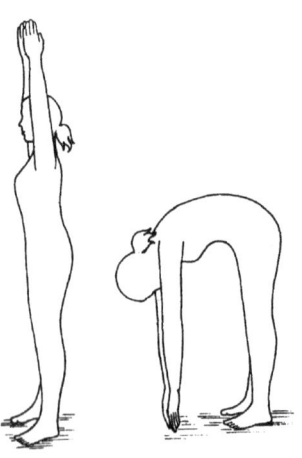

गुडघा उंचावणे

- पाय जुळवून, हात सरळ रेषेत मांड्यांना चिकटवून ताठ उभे राहा.
- डावा गुडघा जमेल तेवढा उंच करून दोन्ही हातांनी धरा.
- पाठ ताठ ठेवून गुडघा शरीराकडे ओढा.
- पाय जमिनीवर आणा.
- उजव्या पायानी परत करा.
- हा संपूर्ण व्यायाम आणखी तीन वेळा करा.
- एका आठवड्यानंतर हा सहा वेळा पर्यंत वाढवा आणि मग हळूहळू १० वेळा पर्यंत वाढवा.

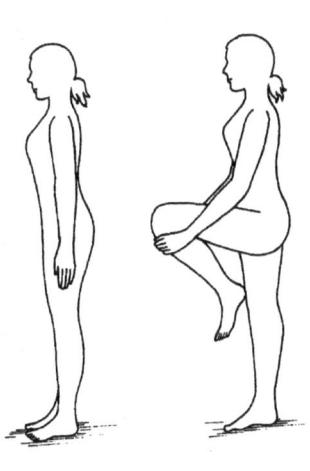

बाजूला झुकणे

- दोन पायात १ फुटाचं अंतर ठेवून, हात सरळ रेषेत मांड्यांना चिकटवून ताठ उभे राहा.
- पाठ ताठ ठेवून, डाव्या बाजूला कंबरेतून झुका.
- डावा हात डाव्या पायावरून जमेल तेवढा खाली सरकवा.

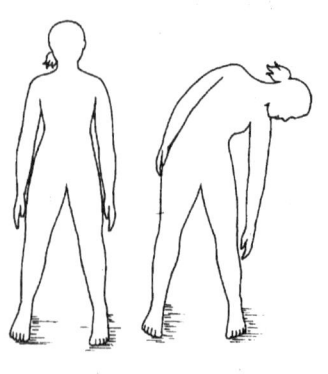

- परत ताठ उभे राहा.
- परत उजव्या हाताने करा.
- आणखी चार वेळा करा.
- एका आठवड्यानंतर हा सात वेळा पर्यंत वाढवा आणि मग हळू हळू दहा वेळा पर्यंत वाढवा.

एका बाजूला पाय उंचावणे

- उजवा हात जमिनीवर सरळ रेषेत डोक्याच्या वर ताणा आणि उजव्या कुशीवर आडवे पडा.
- डावा हात कोपरातून वाकवून तळवा जमिनीवर सपाट ठेवा.
- तुमचा डावा पाय जमिनीपासून १८ ते २४ इंच वर उचला.
- पाय सुरुवातीच्या स्थितीला खाली आणा.
- हे आणखी तीनदा करा.
- डाव्या कुशीवर आडवे पडून हाच व्यायाम परत करा.
- काही आठवड्यात हळूहळू संपूर्ण व्यायाम एका बाजूनी दहा वेळापर्यंत वाढवा.

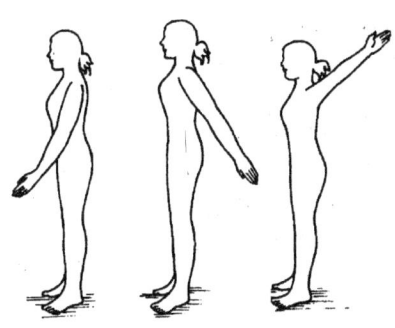

हात चक्री

- दोन पायांत एक फुटाचं अंतर घेऊन, हात सरळ रेषेत मांड्यांना चिकटवून ताठ उभे राहा.
- डावा हात वर पुढे करून, वर करून, मागे नेऊन आणि खाली आणून घड्याळाच्या काट्यांच्या विरूद्ध दिशेने फिरणारे मोठे चक्र करा.
- असे आणखी पाच वेळा करा.
- हाच डावा हात आता मागून वर करून घड्याळाच्या काट्यांच्या दिशेने फिरणारे चक्र करा.
- हे सहा वेळा करा.
- हा संपूर्ण व्यायाम उजव्या हातानेही करा. प्रत्येक हाताने १२ वेळा अशी सुरुवात करून हळूहळू प्रत्येक हाताने २० वेळा पर्यंत वाढवा.

सुरुवात करा । ९

अर्धवट सीट अप्स

- पाठीवर आडवे पडा, हात शरीराच्या शेजारी सरळ ठेवून पाय ताठ व एकमेकांच्या जवळ सरळ ठेवा.

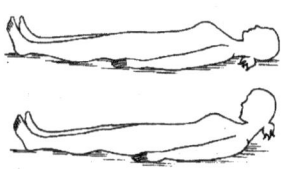

- डोके व खांदे टाचा दिसतील अशा प्रकारे जमिनीपासून वर उचला.
- डोके व खांदे जमिनीवर खाली आणा.
- परत तीन वेळा करा आणि हळूहळू पुढील काही आठवड्यात पंधरा वेळापर्यंत वाढवा.

छाती व पाय उंचावणे

- हात मांड्यांच्या पुढच्या बाजूला चिकटवून पालथे झोपा व पाय ताठ आणि जुळवून ठेवा.
- डोके व खांदे उचला. त्याचबरोबर डावा पाय ताठ ठेवून जमिनीवरून जमेल तेवढा उंच उचला.
- हळूहळू पाय, डोके व खांदे खाली जमिनीवर आणा.
- हाच व्यायाम उजव्या पायाने परत करा.

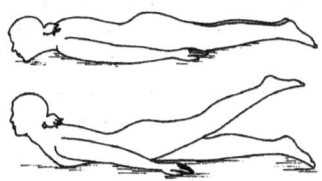

- संपूर्ण व्यायाम परत तीन वेळा करा आणि पुढील काही आठवड्यात तो दहा वेळापर्यंत वाढवा.

सुलभ केलेला पुश अप्स

- डोके खाली घालून, हात खांद्याखाली घेऊन तळवे जमिनीला टेकवा आणि पाय ताठ व एकमेकांच्या जवळ ठेवा.

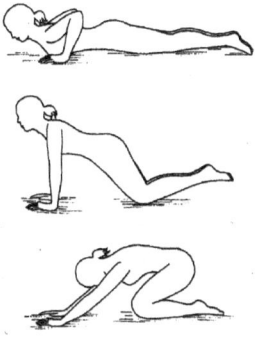

- हाताचे तळवे व गुडघ्यांवर शरीराचा भार घेऊन शरीर जमिनीवरून उचला.
- हाताचे तळवे व गुडघे जमिनीवरच ठेवून तुमच्या टाचांवर बसा.
- सावकाशपणे सुरुवातीच्या स्थितीत या.
- परत आणखी दोन वेळा करा आणि हळूहळू हे दहा वाढवा.

पुश अप्स

- पाय ताठ व एकमेकांच्या जवळ ठेवा व अंगठे आत वळवून पोटावर आडवे पडा आणि हात सरळ खांद्याखाली ठेवा.

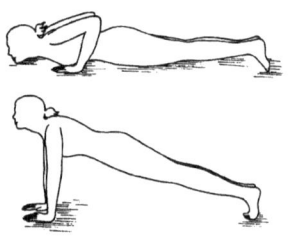

- शरीराचा भार तुमच्या हातांवर व अंगठ्यांवर घ्या.
- शरीर व पाय सरळ, ताठ रेषेत ठेवा.
- सावकाशपणे पहिल्या स्थितीत या.
- असं पाच वेळा करा.

पाय उंचावणे

- पाठीवर आडवे पडून, हात शरीराच्या शेजारी ठेवून तळवे जमिनीला चिकटवा आणि पाय ताठ व एकमेकांच्या जवळ ठेवा. 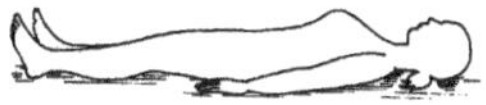
- डावा पाय गुडघा ताठ ठेवून सरळ उचला जेणेकरून तो जमिनीशी काटकोनात येईल. 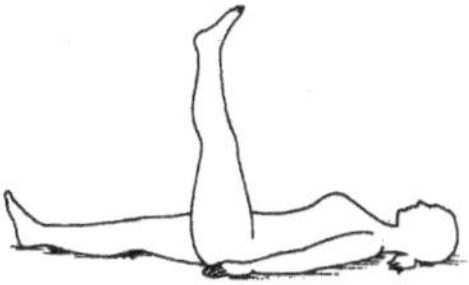
- पाय परत खाली जमिनीवर घ्या.
- असं आणखी दोन वेळा करा.
- असंच परत उजव्या पायानेही करा.
- हळूहळू हे प्रत्येक पायाने दहा वेळापर्यंत वाढवा.

जागच्या जागी जॉगिंग व उड्या मारणे

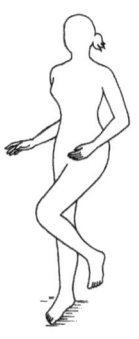

- ताठ उभे राहून हात शरीराच्या शेजारी ठेवा व पाय एकमेकांच्या जवळ ठेवा.
- डाव्या पायाने सुरूवात करून जागच्या जागी जॉगिंग करा, पाय जमिनीपासून निदान ४ इंच वर उचला.
- जॉगिंग करताना गुडघा पुढे आला पाहिजे. फक्त टाचा मागच्या मागे आपटून जॉगिंग करू नका.

सुरुवात करा । १३

- प्रत्येक वेळेला डावा पाय जमिनीला टेकवल्यावर एक मोजा.
- पन्नास वेळा जॉगिंग करा, मग दोन्ही पाय एकत्र उचलून जमिनीपासून निदान ४ इंच उंचीवर कमीत कमी १० उड्या मारा.
- हळूहळू हा व्यायाम १०० वेळा जॉगिंग व २० उड्यांपर्यंत वाढवा. जेव्हा तुम्ही आधी सांगितलेले व्यायाम प्रकार कुठलाही ताण न जाणवता करू शकाल, तेव्हा हळूहळू पुढे सांगितलेले व्यायाम प्रकारही सुरू करा.

सिट अप्स झुला

- पाठीवर आडवे पडून हात डोक्याच्या वर ताठ ठेवा व गुडघे वाकवा.

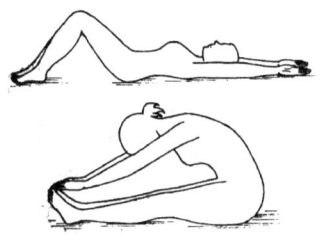

- हात उचलून सरळ पुढे आणा व त्याचबरोबर गुडघे सरळ करून उठून बसण्याचा प्रयत्न करा.
- ताठ पुढे झुकून पायाचे अंगठे पकडण्याचा प्रयत्न करा.

- सुरुवातीच्या स्थितीत परत या.
- हा व्यायाम सुरूवातीला १० वेळा करा व नंतर हळूहळू १५ वेळापर्यंत वाढवा.

लेग ओव्हर्स

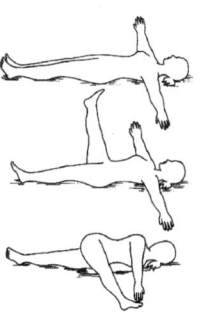

- पाठीवर आडवे पडून हात खांद्याच्या सरळ रेषेत आडवे ठेवा व पाय ताठ आणि एकमेकांच्या जवळ ठेवा.
- जमिनीशी काटकोनात डावा पाय वर उचला.
- तो न वाकवता शरीरा-वरून उजव्या बाजूला आणा व उजव्या हाताला स्पर्श करण्याचा प्रयत्न करा.
- सुरूवातीच्या स्थितीत परत या.
- उजव्या पायाने परत करा.
- आठ वेळा सुरू करून हळूहळू हा व्यायाम २० वेळापर्यंत वाढवा.

गुडघे वाकवणे

- हात कंबरेवर ठेवून ताठ उभे राहा व पाय एकमेकांच्या जवळ ठेवा.

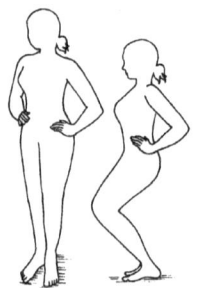

- पाठ ताठ ठेवून मांड्या व पोटऱ्यांचा १९० अंशाचा कोन होईल अशा प्रकारे गुडघे वाकवा.
- सुरुवातीच्या स्थितीत परत या.
- १० वेळांपासून सुरू करून हा व्यायाम १०० वेळापर्यंत वाढवा.

सीट अप्स (प्रकार १)

- हात डोक्याखाली ठेवून पाय ताठ व एकमेकांच्या जवळ ठेवून पाठीवर आडवे पडा.
- सावकाशपणे बसण्याच्या स्थितीत या.
- सुरुवातीच्या स्थितीत परत जा. असं १० वेळा करा.

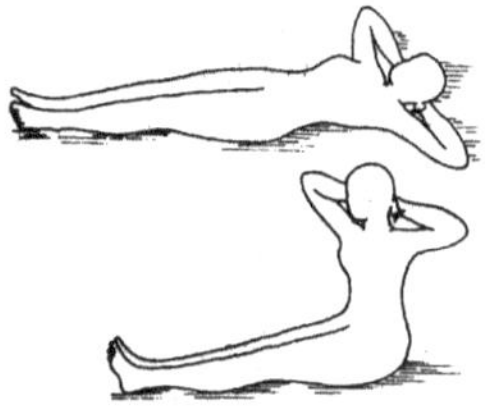

सीट अप्स (प्रकार २)

- हात डोक्याखाली ठेवून, पाय ताठ व एकमेकांच्या जवळ ठेवून आडवे पडा.
- डोक्याला हातांचा आधार देवून, पाय व पाठ ताठ ठेवून उठून बसा.
- गुडघे वाकवून, शरीर अशा प्रकारे वळविण्याचा प्रयत्न करा की

उजवे कोपर डाव्या गुडघ्याला स्पर्श करेल.
- आता परत वळा आणि डाव्या कोपराने उजव्या गुडघ्याला स्पर्श करा.
- सुरुवातीच्या स्थितीत परत या.
- ३ वेळा सुरू करून १० वेळापर्यंत वाढवा.

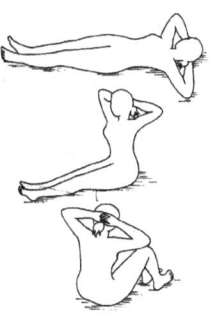

तळपाय व घोटे

- हात आधारासाठी शरीराच्या मागे ठेवून जमिनीवर बसा व पाय ताठ ठेवा आणि दोन्ही पायांमध्ये सहा इंचांचे अंतर ठेवा.

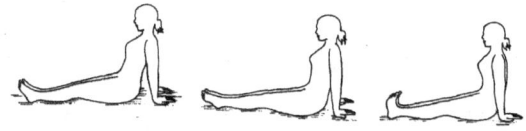

- पायांचे अंगठे शरीराच्या विरुद्ध दिशेला जमतील तेवढे ताणा.
- पाय घोट्यात वाकवून, अंगठे परत पायाच्या दिशेला आणा.
- पाय शिथिल करा.
- चार वेळांपासून सुरू करून हळूहळू दहा वेळांपर्यंत वाढवा.

सुरुवात करा । १७

शरीराची ठेवण

- जमिनीवर बसा, तळपाय जमिनीवर सपाट ठेवून गुडघे उभे ठेवा, हातांनी गुडघे धरा, डोके पुढे वाकवा व शरीर शिथील सोडा.

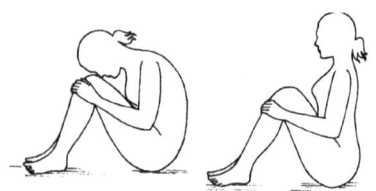

- शरीर ताठ करून डोके वर उचला व सरळ समोर बघा.
- पोटाचे स्नायू आत ओढून काही क्षण तसेच ठेवा.
- सुरुवातीच्या स्थितीत परत या.
- तीन वेळा सुरू करून हा व्यायाम १० वेळांपर्यंत वाढवा.

पाठ ताणणे

- पाय पुढे ताणून व एकमेकांच्या जवळ ठेवून बसा, हात मांड्यांवर ठेवा व पाठीचा कणा ताठ ठेवा.
- हात हळूहळू खांद्यापर्यंत वर घेऊन एक क्षणभर थांबा आणि मग

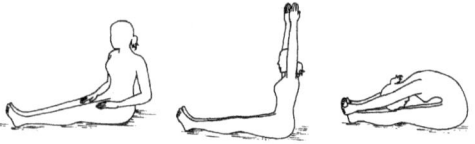

सरळ वर करा.
- पोट घट्ट करण्यासाठी काही इंच मागे झुका.
- हात पुढे ताणून सावकाश व आकर्षकरित्या पुढे झुका.
- पुढे होऊन तळपाय पकडण्याचा प्रयत्न करा. हे जर जमत नसेल तर पोटऱ्या पकडण्याचा प्रयत्न करा.
- डोके पुढे झुकवून गुडघ्यांना टेकवण्याचा प्रयत्न करा. (जमत असेल तर) दहा आकडे मोजेपर्यंत त्याच स्थितीत राहा.
- हळूहळू सरळ होऊन पहिल्या स्थितीत या.
- हा व्यायाम चार वेळा करा.

छाती फुलवणे

- पाय एकमेकांच्या जवळ ठेवून व हात शरीराच्या शेजारी ठेवून उभे राहा.
- तळवे बाहेरच्या दिशेला ठेवून, हात उचलून हातांनी छातीला

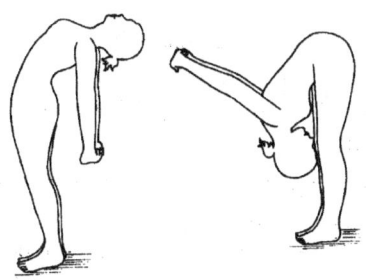

स्पर्श करा.

- हळूहळू हात बाहेर ताणून, ते छातीच्या उंचीवरच असल्याची खात्री करून तुमच्या मागे न्या.
- हळूहळू हात खाली आणून बोटं एकमेकांच्यात गुंफा.
- हळूहळू जमेल तेवढे मागे झुका व दहापर्यंत आकडे मोजेपर्यंत तसेच थांबा.
- अतिशय सावकाश व हळूवारपणे जेवढे जमेल तेवढे पुढे झुका.
- डोके गुडघ्यांना टेकवायचा प्रयत्न करा. या स्थितीत २० आकडे मोजेपर्यंत थांबा.
- हळूहळू सरळ व्हा व हात बाजूला घ्या.
- हा व्यायाम आणखी दोन वेळा करा.

नाग स्थिती

- एक गाल जमिनीवर ठेवून पालथे झोपा व हात शरीराच्या शेजारी ठेवा.
- डोके वळवून हनुवटी जमिनीला टेकवा.

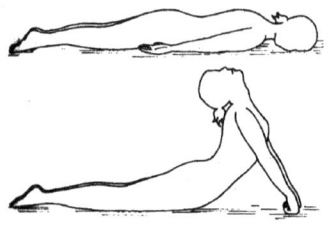

- हात हळूहळू पुढे घेऊन खांद्याच्याखाली ठेवा, बोटं जुळवलेली व समोर निर्देश करणारी ठेवा.
- अतिशय सावकाशपणे तुमचे डोके मागे करा.
- शरीराचा वरचा भाग, कोपरे ताठ होईपर्यंत व पाठीचा कणा उलटा वक्र होईपर्यंत उचला. पंधरा आकडे मोजेपर्यंत याच स्थितीत राहा.
- हळूहळू सुरूवातीच्या स्थितीत परत या.
- हा व्यायाम चार वेळा करा.

त्रिकोण

- दोन पायांमध्ये साधारण दोन फुटांचे अंतर ठेवून उभे राहा व हात शरीराच्या शेजारी ठेवा. हळूहळू तळवे जमिनीकडे करून हात खांद्यांच्या सरळ रेषेत आडवे वर घ्या.

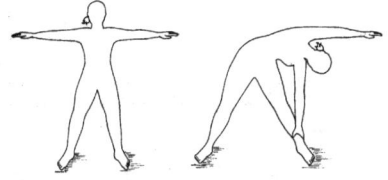

- हात आडवे ठेवून सावकाश डावीकडे झुका.
- डाव्या हाताने घोटा घट्ट पकडून उजवा हात जमिनीला समांतर

करा. या स्थितीत १५ आकडे मोजेपर्यंत राहा. सुरूवातीच्या स्थितीत परत या.
- बाजू बदलत हा व्यायाम आणखी तीन वेळा करा.

गुडघे व मांड्या ताणणे

- खाली बसून तळपाय घट्ट पकडा व टाचा जमतील तितक्या आतल्या बाजूला ओढा.

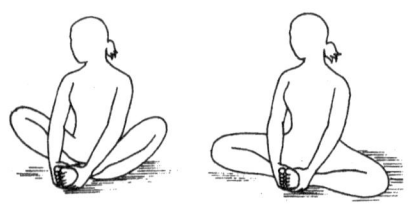

- ताठ बसून तळपाय शरीराकडे ओढा व मांड्यांना ताण बसेपर्यंत गुडघे खाली करा.
- तळपाय शरीराच्या शक्य तितक्या जवळ ओढा व सावकाश २० आकडे मोजा.
- तळपायांवरील पकड सैल करा व गुडघे वर येऊ द्या.
- हा व्यायाम आणखी चार वेळा करा.

साधा पीळ (Simple Twist)

- पाय पसरून खाली बसा व उजवा पाय डाव्या पायावर घेऊन तळपाय मांडीच्या जवळ जमिनीवर ठेवा.
- उजवा हात आधारासाठी तुमच्या मागे ठेवा आणि हात उजव्या गुडघ्यावरून पुढे घेऊन डावा गुडघा घट्ट पकडा.

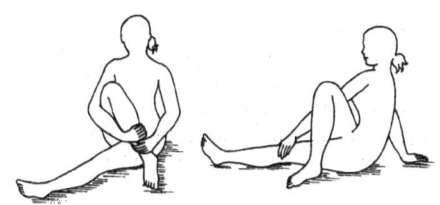

- हनुवटी खांद्यावर ठेवून, हळूहळू जमेल तेवढा शरीराला पीळ द्या. या स्थितीत १० आकडे मोजेपर्यंत राहा.
- परत पहिल्या स्थितीत या व उजवा पाय सरळ करा.
- हाच व्यायाम उजव्या बाजूनेही करा.
- हा व्यायाम आणखी चार वेळा करा.

मागे झुकणे

- गुडघे एकमेकांच्या जवळ ठेवून टाचांवर बसा व हात मांड्यांवर ठेवा.
- हात जमिनीवर ठेवता येईपर्यंत हळूहळू मागे न्या, कोपरं

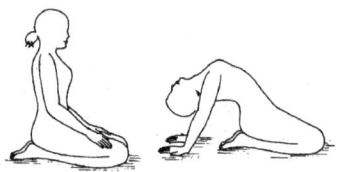

ताठ हवीत व बोटं तुमच्या मागच्या दिशेला निर्देश करणारी हवीत.
- हळूहळू डोके मागे झुकवा व कणा आतल्या बाजूने वक्र करा. या स्थितीत २० मोजेपर्यंत राहा.
- सावकाश परत पहिल्या स्थितीत या.
- आणखी चार वेळा करा.

बाजूला झुकणे

- टाचा जुळवून व हात शरीराच्या शेजारी ठेवून उभे राहा.
- दोन्ही तळवे आतल्या बाजूला वळवून हात सरळ रेषेत वर घ्या.

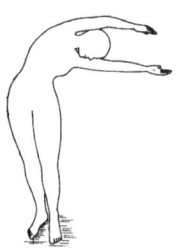

- हात एकमेकांना समांतर ठेवून अतिशय सावकाश जमेल तेवढे डाव्या बाजूला झुका. या स्थितीत १० मोजेपर्यंत राहा.
- हळूहळू सरळ व्हा.
- हाच व्यायाम अशाच प्रकारे उजव्या बाजूलाही करा.
- संपूर्ण व्यायाम आणखी चार वेळा करा.

ऋषी अवस्था

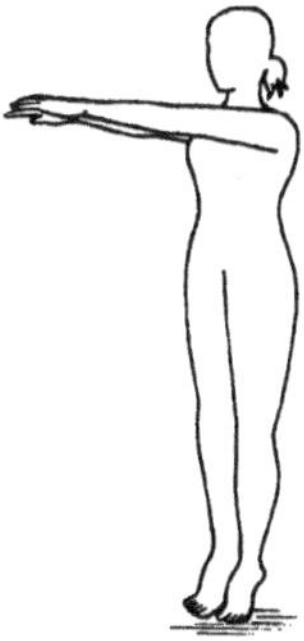

- टाचा जोडून हात शरीराच्या शेजारी ठेवून उभे राहा.
- हात खांद्यांच्या रेषेत आणत पायाच्या अंगठ्यांवर जमेल तेवढे उंच व्हा. (दृष्टी हातांवर असली पाहिजे.)
- हात ताठ व एकमेकांना समांतर ठेवून, दृष्टी हातांवर ठेवून, हळूहळू उंच केलेल्या अंगठ्यांवर डावीकडे वळा.
- टाचांवर खाली या. गुडघे ताठ ठेवून सावकाश पुढे झुका आणि उजवा हात उजव्या पायाच्या मागच्या बाजूने गुडघ्यां-पर्यंत खाली घ्या. या स्थितीत १० आकडे मोजेपर्यंत राहा.
- मग हात खाली सरकवून पोटरी

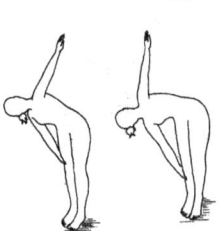

मागच्या बाजूने धरा. या स्थितीत १० आकडे मोजेपर्यंत रहा.

- हळूहळू दुसऱ्या स्थितीत आणि मग पहिल्या स्थितीत परत या.

नर्तक आकृती

- टाचा जोडून व तळवे शरीराच्या शेजारी ठेवून उभे राहा.
- हळूहळू तळवे डोक्याच्या वर आणा व डोक्यावर ठेवा.

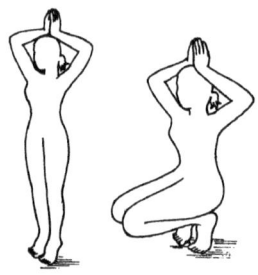

- सावकाश स्वत:ला पायाच्या अंगठ्यांवर उचला.
- हळूहळू गुडघे वाकवून उकीडवे बसा.
- न थांबता, अंगठ्यांवर ताठ उभे राहा.
- हात शरीराच्या शेजारी ठेवून टाचा जमिनीवर आणा. ही क्रिया आणखी चार वेळा करा.

पाय पकडणे

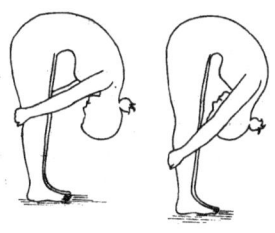

- टाचा जुळवून व हात शरीराच्या शेजारी ठेवून उभे रहा.
- हळूहळू पुढे वाका व हात मागे घेऊन गुडघ्यांच्या मागे पकडा.
- डोके गुडघ्यांकडे झुकवून शरीराचा वरचा भाग जमेल तेवढा खाली घ्या. या स्थितीत १० आकड्यांपर्यंत रहा.
- धरलेले हात हळूहळू पोटऱ्यांपर्यंत खाली आणा. या स्थितीत १० आकडे मोजेपर्यंत राहा.
- धरलेले हात हळूहळू गुडघ्यांपर्यंत वर आणा, हात सोडा व सरळ होऊन ताठ उभे राहा. आणखी ४ वेळ करा.

पोट बळकटीचा व्यायाम

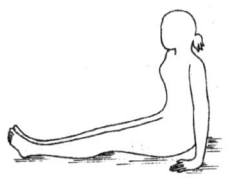

- पाय एकमेकांजवळ येतील अशा पद्धतीने पसरून बसा, हात मागे घेवून तळवे जमिनीवर टेकवा.
- अतिशय सावकाशपणे दोन्ही पाय जमिनीपासून ४५° कोनात

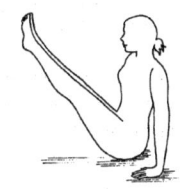

उचला. या स्थितीत १० आकडे मोजेपर्यंत राहा.
- पाय अतिशय सावकाशपणे जमिनीवर आणा.
- हा व्यायाम १० वेळा करा.

क्रीस-क्रॉस
- दोन्ही पायात दोन फुटांचे अंतर ठेवून उभे राहा, हात वर व सरळ ठेवा आणि तळवे वळवून पकडा.
- खाली वाकून डाव्या पायाच्या शेजारील जमिनीला स्पर्श करा.
- तळवे वळवून पकडलेल्या स्थितीतच ठेवा. दोन पायांच्या मधल्या जमिनीला स्पर्श करा.
- उजव्या पायाच्या शेजारील जमिनीला स्पर्श करा आणि मग पहिल्या स्थितीत परत या. हा व्यायाम पाच वेळा करा.

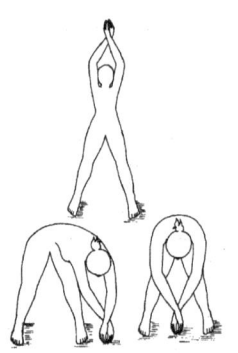

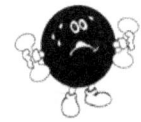 # उष्मांक जिरवा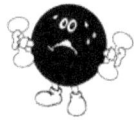

- तुम्ही जेव्हा व्यायाम करता तेव्हा तुम्ही उष्मांक जिरवता आणि तुम्ही किती वेगाने उष्मांक जिरवणार ते तुम्ही कशा प्रकारचा व्यायाम करता ह्यावर अवलंबून असते.
- आपण खाल्लेले अन्न वापरले तरी जाते किंवा साठवले जाते अथवा शरीरातून बाहेर फेकले जाते.
- शरीर इंधन अथवा उष्मांक चरबीच्या स्वरूपात साठवतं.
- जेवढे जास्त उष्मांक आपण खातो तेवढे जास्त ते चरबी रूपाने शरीरात साठवले जातात. उदाहरणार्थ : समजा तुम्ही ३००० उष्मांक असणारे अन्न खाल्लेत आणि त्यातले फक्त २५०० उष्मांक वापरले गेले तर उरलेले ५०० उष्मांक शरीरात साठवले जातात. असे तुमचे ४००० उष्मांक साठवले जाईपर्यंत तुमच्या लक्षात येईल की शरीराच्या एकूण वजनात साधारण अर्धा किलो वजनाची वाढ झालेली आहे.
- एअरोबीक्स म्हणजे ठराविक प्रकारच्या वेगवान हालचालींमुळे तुमच्या शरीरात साठवलेले जास्तीचे उष्मांक जिरवायला तुम्हाला मदत होते.
- एअरोबिक व्यायामाची उदाहरणे : भराभर चालणे, जॉगिंग

करणे, सायकल चालवणे, पोहणे, दोरीवरच्या उड्या मारणे, स्कीईंग करणे, एअरोबीक नृत्य इत्यादी.
- एअरोबीक व्यायाम तुमच्या श्वसनसंस्था व रक्ताभिसरण संस्थांना चालना देतात.
- आयसोटॉनिक व्यायाम हा शक्तिवर्धक आहे. त्यामुळे तुमच्या सांध्यांची व स्नायूंची लवचिकता वाढण्यास मदत होते.
- वजन उचलणे, तीरंदाजी, सावकाश ताण देणे इ. आयसोटॉनिक व्यायामाचे प्रकार आहेत.
- शरीरसौष्ठवाचे व्यायाम करणे हाही आणखी एक व्यायाम प्रकार आहे जो तुम्हाला लवचिक बनवितो व तुमच्या स्नायूंची ताकद व सहनशक्ती वाढवतो.

एक तासाची हालचाल	जिरलेले उष्मांक
चालणे ३ mph	३२०
पळणे १० mph	१,२८०
जॉगिंग ७ mph	९२०
सायकलिंग १२ mph	४१०
पोहणे ५० yds/min	५००
दोरीवरच्या उड्या	७५०
एअरोबीक नृत्य	३५०
टेनिस (सिंगल्स)	४००

चेंडूफेक	२७०
गोल्फ	२५०
बागकाम	२२०
स्किईंग १० mph	६००
लॉन मोविंग	२५०

चालणे

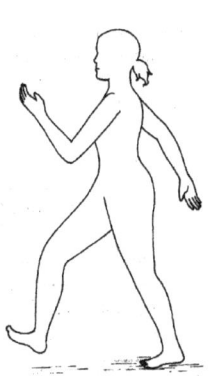

- चालणे हा सर्व वयोगटातील स्त्री व पुरुष, जाड व बारीक तसंच तब्येतीच्या बारीक सारीक तक्रारी असणारे लोक, अशा सर्वांसाठी सर्वोत्कृष्ट व्यायाम प्रकार आहे.
- चालणे हा कमीत कमी कष्टाचा व जास्तीत जास्त फायदेशीर व्यायाम आहे.
- चालण्याने शरीराचे वजन नियंत्रणात राहते.
- चालण्याने रक्ताभिसरणास चालना मिळते व हृदयास बळकटी येते.
- त्यामुळे ताण तणाव कमी होतो व शांत झोप मिळते.
- नेहमी डोके सरळ, पाठ ताठ व पोट आत घेऊन चाला.

- हात मोकळे हालू द्या.
- सुरुवातीला १५ ते २० मिनिटे आरामशीर वेगाने चाला आणि मग हळूहळू वेग व वेळ वाढवा.
- नेहमी आरामशीर व हलके जोडे वापरा.
- दोन ढांगांतील अंतर सारखे ठेवा.

जागच्या जागी जॉगिंग

- जागच्या जागी जॉगिंग करणे हा एक अतिशय सोपा व्यायाम आहे आणि त्याला कुठलेही साहित्य लागत नाही.
- प्रत्येक वेळेला तुमचा डावा तळपाय जमिनीला स्पर्श करेल तेव्हा ते एक पाऊल धरले जाते.
- तुम्ही प्रत्येक तळपाय जमिनीपासून कमीत कमी ६ इंच वर उचलला पाहिजे.
- एका मिनिटात ७० पावले पूर्ण करणे हा सगळ्यात चांगला वेग आहे, पण अगदी सुरुवातीला सावकाश सुरू करा.
- तुम्ही एक आठवडा ५ मि. जागच्या जागी जॉगिंग करण्यापासून सुरूवात करू शकता, हळूहळू ते अर्धा तासापर्यंत वाढवा.
- जागच्या जागी जॉगिंग करणे हे हृदय व फुफ्फुसांसाठी चांगले आहे.
- तुमचे पोटरी व मांड्यांचे स्नायू अधिक बळकट होतात आणि घोटा, गुडघा व पृष्ठभागाचे सांधे अधिक मोकळे होतात.
- जेव्हा तुम्ही दमश्वास न घेता अर्धा तास जागच्या जागी जॉगिंग

करू शकाल, तेव्हा तुम्ही तंदुरुस्त असल्याची खात्री बाळगा.

पळणे

- पळणे हा सर्व वयोगटातील लोकांसाठी, अगदी वयस्क तंदुरुस्त असलेल्यांसाठीही चांगल्या प्रकारचा व्यायाम आहे. 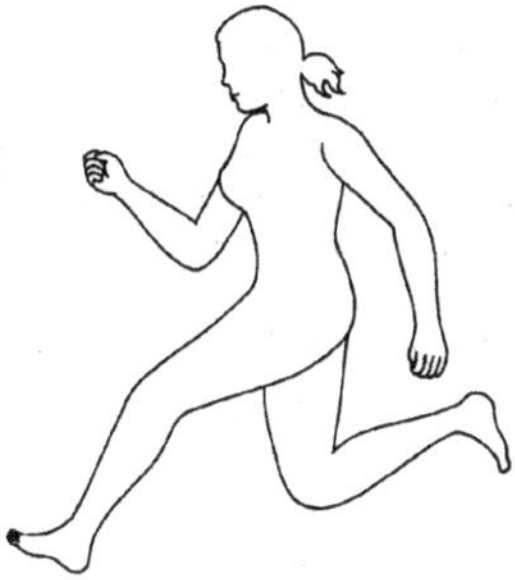
- ह्यामुळे स्नायू जोमदार बनतात, रक्ताभिसरणाला चालना मिळते आणि हृदय व फुफ्फुसांना बळकटी येते.
- पळण्याने मानसिक ताणही जातो.
- ह्यामुळे धूम्रपान व मद्यपान नियंत्रणात ठेवण्यास मदत होते.
- एखाद्याचे वजन नियंत्रणात राहून त्याला तंदुरुस्त राहण्यास मदत होते आणि लठ्ठ लोक त्यांचे जास्त असलेले वजन उतरवू शकतात.
- पळताना हात कोपरात वाकवल्याची व मुठी अर्धवट बंद केल्याची खात्री करा.
- चांगला तळवा असलेले आरामशीर व हलके जोडे घाला.
- पळताना मार्गावर रहदारी नसल्याची खात्री करा म्हणजे तुम्हाला सलग एकाच वेगाने पळता येईल.

उष्मांक जिरवा । ३३

नृत्य

- नृत्य उत्साहवर्धक असते व शरीरात साठवले गेलेले, नको असलेले जास्तीचे उष्मांक जिरवायला याची मदत होते. शरीराची लवचिकता वाढते.
- नृत्याने मजाही येते व तुम्हाला चांगला व्यायामही होतो.
- नृत्यात शरीरातील सर्व भागांचा वापर होत असल्याने ते उपचार पद्धतीसारखेही आहे आणि नृत्य नेहमीच एखाद्या व्यक्तिला तंदुरुस्त ठेवते.
- नृत्य शरीरातील सर्व क्रियांना ताजेपणा आणते व मनाला अति-वेगवान आयुष्याच्या ताणतणावांपासून आराम देते.
- नृत्य तुम्हाला अभिव्यक्त बनविते व तुम्हाला जर काही मानसिक दबाव असतील तर त्यातून बाहेर पडण्यास मदत करते.
- तेव्हा नृत्याने स्वतःला तंदुरुस्त व सुंदर बनवा.

सायकल चालवणे

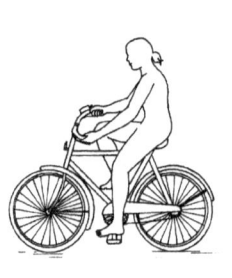

- सायकल चालविणे हा आणखी एक प्रकारचा व्यायाम जो सर्वांसाठी योग्य आहे.
- अति वजन असलेले लोक, ज्यांना पळणे कठीण वाटते, त्यांना सायकल चालवून उष्मांक जिरविणे

जास्त बरे वाटते.

- ह्यामुळे पायातील स्नायू जोमदार बनून त्यांना बळकटी येते.
- हातातील व शरीराच्या वरच्या भागातील स्नायूंनाही बळकटी येते कारण ते सायकल चालवताना शरीराची अचूक ठेवण राहण्याकरता वापरले जातात.
- स्वत:ला अतिश्रम होऊ न देता जास्तीत जास्त जोरात सायकलींग केले पाहिजे.

पायऱ्या चढणे

- पायऱ्या चढणे हा एक अतिशय चांगला व्यायाम प्रकार आहे.
- ह्यामुळे तुम्हाला भरपूर उष्मांक जिरवायला मदत होते.
- रोज ५ मिनिटे हा व्यायाम केल्याने तुमचे हृदय व तुमची फुफ्फुसे जोमदार बनतील.
- प्रत्येक पायरी चढताना पायाच्या स्नायूंनी तुम्हाला संपूर्ण शरीर उचलावे लागत असल्याने हा एक जोमदार व्यायाम आहे.
- संधी मिळेल तेव्हा पायऱ्या चढा. विशेषत: जिथे एक किंवा दोनच जिने असतील तिथे.
- तुमची तंदुरुस्ती तपासून पाहायला पायऱ्या अनेक वेळा चढा व उतरा. फारशी दमछाक न होता तुम्ही जर अनेक वेळा पायऱ्यांची चढ उतार करू शकत असाल तर तुम्ही स्वत:ला तंदुरुस्त समजा.

दोरीवरील उड्या मारणे

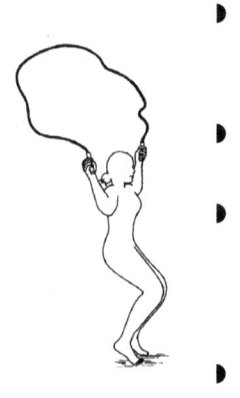

- दोरीवरील उड्या मारणे, हा एअरोबीक प्रकारचा व्यायाम आहे जो घरच्याघरी करता येतो.
- ह्यामुळे पाय, पोट, पाठ व हातांचे स्नायू बळकट होतात.
- दोन्ही पाय एकावेळी वर उचलून एक सलग उड्या मारण्यापेक्षा मधे अर्ध्या उड्या घेत, एका तालात दोरीवरील उड्या मारणे जास्त चांगले असते.
- ३० सेकंदापासून सुरुवात करा व तुम्हाला दम लागला नाही तर ९० सेकंदांपर्यंत वाढवा.
- हळहळू वेळ वाढवत (सलग चार मिनिटे दोरीवरील उड्या मारता येईपर्यंत) न्या.

पोहणे

- उन्हाळ्यात पोहणे हा सर्वात उत्तम प्रकारचा व्यायाम आहे.
- यात सर्व स्नायू वापरले जातात व हा एक उत्कृष्ट एअरोबीक प्रकार आहे.
- सांधेदुखी अथवा संधिवात असणाऱ्यांना हा प्रकार फायदेशीर आहे.

- बाळंतपणानंतर पोहण्याने पाठीचे व पोटाचे स्नायू बळकट होतात.
- व्हेरीकोज व्हेन्स असणाऱ्यांनाही पोहण्यानं फायदा होतो, कारण पोहताना शरीरातील नाजूक झडपा व शिरांच्या भिंतींना हळूवार पाण्याने मालीश होते.

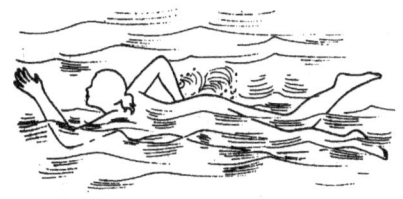

- पोहताना शरीर ताठ राहत असल्यामुळे मज्जातंतूंचे स्नायू बळकट होतात.
- शरीरातील बराचसा ताण निघून जात असल्यामुळे संपूर्ण आराम मिळतो.
- एक तास पोहून ५०० उष्मांक जिरविल्याने तुम्ही बरेच वजन कमी करू शकता.

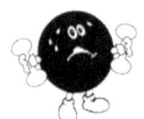

आदर्श शारीरिक वजन

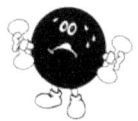

- संपूर्ण तंदुरुस्तीसाठी आदर्श शारीरिक वजन ठेवणे आवश्यक आहे.
- आदर्श वजन पुढे दिल्याप्रमाणे मोजता येते :

  पुरूषांचे :-

  (उंची सेंमी. मध्ये - १००) x ९/१० = आदर्श वजन

  स्त्रियांचे :-

  (उंची सेंमी. मध्ये - १००) x ८५/१०० = आदर्श वजन
- आणखी सूत्र जे पुरुष व स्त्री दोघांसाठी वापरता येते ते पुढील प्रमाणे :-

  उंची सेंमी. मध्ये - १०० सेंमी. = आदर्श वजन किलोग्रॅममध्ये

  उदा. जर तुमची उंची १५२ सेंमी. असेल तर तुमचे वजन असले पाहिजे १५२-१०० = ५२ कि. ग्रॅ.
- आणखी एक सूत्र

$$\frac{\text{उंची सेंमी. मध्ये} \times \text{छातीचा घेर सेंमी. मध्ये}}{\text{२४०}} = \text{आदर्श वजन}$$

$$\frac{\text{१५५} \times \text{९६}}{\text{२४०}} = \text{६२ कि. ग्रॅ.}$$

उदा.- जर तुमचं वजन आदर्श शारीरिक वजनापेक्षा फारच जास्त असेल, तर सुरुवातीला विचारपूर्वक एक लक्ष्य ठरवा ज्यामुळे 'एवढे किलो वजन कमी करायचं आहे' ह्या विचारांनी तुम्ही नाऊमेद होणार नाही.

उदा. तुम्हाला जर वीस किलो कमी करायचे असतील तर आधी दहा किलो कमी करण्याचेच लक्ष्य ठेवा. एकदा ते झालं की तुमचा आत्मविश्वास वाढेल आणि उरलेले जास्तीचे वजन उतरविण्यात तुम्ही यशस्वी व्हाल.

- स्त्रियांच्यात निसर्गत:च पुरुषांपेक्षा जास्त चरबी असते हे लक्षात ठेवा.
- संतुलित आहार कार्यक्रमाच्या सुरुवातीला स्वत:चं वजन करा आणि वैयक्तिक नोंद ठेवा.
- दर आठवड्याला स्वत:चं वजन करून तपशील भरा. नेहमी सारखीच मोजमापं वापरा.
- नेहमी दिवसभरात ठराविक वेळेलाच स्वत:चं वजन करा, शक्यतो सकाळी.
- वेगाने वजन कमी करणे आरोग्यास चांगले नाही व कमी झालेले वजन तितक्याच वेगाने परत वाढण्याचीही शक्यता असते, तेव्हा धीर धरा.
- एक महत्त्वाची गोष्ट लक्षात ठेवा की वजन / उंचीचा तक्ता हा योग्य वजन दर्शविणारा सामान्य मार्गदर्शक आहे.

आदर्श शारीरिक वजन । ३९

पुरुष			
उंची		वजन	
मीटर	फूट/इंच	किलोंमध्ये सरासरी वजन	जाड व्यक्तिंचे
१.५५	५'१"	५६	६७
१.५८	५'२"	५८	६९
१.६०	५'३"	५९	७१
१.६३	५'४"	६०	७२
१.६५	५'५"	६२	७५
१.६८	५'६"	६४	७७
१.७०	५'७"	६६	७९
१.७३	५'८"	६८	८१
१.७५	५'९"	६९	८३
१.७८	५'१०"	७२	८६
१.८०	५'११"	७४	८८
१.८३	६'०"	७६	९१
१.८५	६'१"	७८	९३
१.८८	६'२"	८०	९६
१.९१	६'३"	८२	९८

स्त्रिया			
उंची		वजन	
मीटर	फूट/इंच	किलोंमध्ये सरासरी वजन	जाड व्यक्तिंचे
१.४२	४'८"	४६	५५
१.४५	४'९"	४७	५६
१.४७	४'१०"	४९	५९
१.५०	४'११"	५०	६०
१.५२	५'.०"	५१	६१
१.५५	५'१"	५३	६४
१.५८	५'२"	५४	६५
१.६०	५'३"	५६	६७
१.६३	५'४"	५८	७०
१.६५	५'५"	६०	७२
१.६८	५'६"	६२	७४
१.७०	५'७"	६४	७६
१.७३	५'८"	६५	७८
१.७५	५'९"	६७	८१
१.७८	५'१०"	६९	८३

आदर्श शारीरिक वजन । ४१

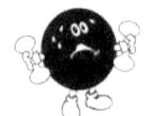

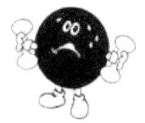

उष्मांक मोजणी

- उष्मांक मोजणी हा आहार संतुलित करण्याचा एक लोकप्रिय मार्ग आहे ज्यामध्ये प्रत्येक व्यक्ती आहारतज्ज्ञांच्या सल्ल्याप्रमाणे रोज १००० ते १५०० उष्मांक खाण्यासाठी वापरून संतुलित आहाराचा कार्यक्रम आखते.
- शारीरिक हालचालीची पातळी आणि वय यावर मनुष्य शरीराची उष्मांक घेण्याची सरासरी गरज अवलंबून असते.
- मुलांमध्ये आदर्श वजन राखण्यासाठी मोठ्यांपेक्षा जास्त शक्ती मिळण्याची आवश्यकता असते.
- उष्मांक (Cal) किंवा किलो उष्मांक (Kcal) हे शक्तीचे माप म्हणजे १००० ग्रॅम पाण्याचे तापमान १°c ने वाढविण्यास लागणाऱ्या उष्णतेचे अचूक मोजमाप आहे.

पुरुष		
वय (वर्षे)	उद्योग	Kcal
१८-३५	बैठा दिनक्रम	२७००
	मध्यम हालचाल करून	३०००
	भरपूर हालचाल करून	३६००
३५-६४	बैठा दिनक्रम	२६००
	थोडी हालचाल करून	२९००
	भरपूर हालचाल करून	३६००
६५-७५	बैठा दिनक्रम	२३००
७५ च्यावरील	बैठा दिनक्रम	२१००

स्त्रिया		
वय (वर्षे)	उद्योग	Kcal
१८-३५	मध्यम हालचाल करून	२२००
	भरपूर हालचाल करून	२५००
	गरोदर	२४००
	स्तनपान देणाऱ्या	२७००
३५-६५	मध्यम हालचाल करून	२२००
६५-७५	बैठा दिनक्रम	२०५०
७५ च्यावरील	बैठा दिनक्रम	१९००

आहारातील सर्वसामान्य घटकांची उष्मांक मूल्ये

▶ **दूध व दुग्धजन्य पदार्थ**

	वजन	उष्मांक
लोणी (२ टे. स्पू.)	३० ग्रॅ.	२५०
ताक (१ ग्लास)	२५० ml	१००
चीज (१ तुकडा)	२५ ग्रॅ.	५०
कॉफी (१ टी. स्पू. साखर)	१ कप	२२
कंडेन्स्ड मिल्क	१०० ग्रॅ.	१७५
गायीचे दूध (१ कप)	१०० ml	७०
पनीर	१०० ग्रॅ.	२८०
क्रीम (सीलबंद डब्यातील)	३० ग्रॅ.	७१
साय (ताजी) - क्रीम (ताजे)	३० ग्रॅ.	१७५
दही	१०० ग्रॅ.	५५
कस्टर्ड (साय काढलेल्या दुधाचे)	१०० ग्रॅ.	७९
कस्टर्ड (पूर्ण सायीच्या दुधाचे)	१०० ग्रॅ.	११७
आईस्क्रिम	१०० ml	१८५
साय काढलेले दूध	१ ग्लास	७०
चहा (१ टी. स्पू. साखर)	१ कप	२०

▶ मांस व मांसाहारी पदार्थ

	वजन	उष्मांक
गायीचे मांस	१०० ग्रॅ.	२३४
कोंबडीचे मांस	१०० ग्रॅ.	१२४
बदकाचे मांस	१०० ग्रॅ.	१८९
मासे	१०० ग्रॅ.	१४६
हॅम	१०० ग्रॅ.	१२०
बकरीचे मांस (छातीचा भाग)	१०० ग्रॅ.	४९२
बकरीचे मांस (मटन चॉप्स्)	१०० ग्रॅ.	३५५
बकरीचे मांस (मटन कटलेट्स)	१०० ग्रॅ.	३७०
कलेजा	१०० ग्रॅ.	१४५
मांसाचा रस्सा	१०० ग्रॅ.	१६२
मटन बिर्याणी	१०० ग्रॅ.	२७६
डुकराचे मांस	१०० ग्रॅ.	३९८
कोळंबी	१०० ग्रॅ.	१०७
सलामी	१०० ग्रॅ.	४९१
सॉसेज	१०० ग्रॅ.	३१०

फळे

	वजन	उष्मांक
सफरचंद	१०० ग्रॅ.	४२
जरदाळू	१०० ग्रॅ.	३१
केळी	१०० ग्रॅ.	९०
खजूर (वाळविलेला)	१०० ग्रॅ.	२२७
अंजीर (वाळविलेले)	१०० ग्रॅ.	२२७
फ्रुट सॅलेड (केळी, सफरचंद, संत्री, पेअर्स, द्राक्षे)	१०० ग्रॅ.	५५
द्राक्षे	१०० ग्रॅ.	७४
लिंबू	१०० ग्रॅ.	१९
लिची	१०० ग्रॅ.	५८
आंबा	१०० ग्रॅ.	६५
खरबूज	१०० ग्रॅ.	१९
मोसंबी	१०० ग्रॅ.	६२
संत्री	१०० ग्रॅ.	३७
पपई	१०० ग्रॅ.	३६
पॅशनफ्रुट	१०० ग्रॅ.	३६
पीच	१०० ग्रॅ.	३३
पेअर्स	१०० ग्रॅ.	४०

अननस	१०० ग्रॅ.	४१
आलुबुखार	१०० ग्रॅ.	३४
मनुका	१०० ग्रॅ.	१४१
स्ट्रॉबेरीज	१०० ग्रॅ.	२७
बेदाणे	१०० ग्रॅ.	२७२
कलिंगड	१०० ग्रॅ.	२५

▶ **भाज्या**

	वजन	उष्मांक
शेंगा	१०० ग्रॅ.	२८
बीट (उकडलेले)	१०० ग्रॅ.	४६
दुधी भोपळा	१०० ग्रॅ.	११
कोबी (उकडलेला)	१०० ग्रॅ.	१८
सिमला मिरची	१०० ग्रॅ.	१५
गाजर (उकडलेले)	१०० ग्रॅ.	२२
गाजर (कच्चे)	१०० ग्रॅ.	३०
फ्लॉवर (उकडलेला)	१०० ग्रॅ.	२८
सेलरी (उकडलेली)	१०० ग्रॅ.	८
सेलरी (कच्ची)	१०० ग्रॅ.	७
मक्याचे कणीस (उकडलेले)	१०० ग्रॅ.	६६

काकडी	१०० ग्रॅ.	१०
फ्रेंच फ्राईज	१०० ग्रॅ.	२९४
लसूण	१०० ग्रॅ.	९८
भेंडी (तळलेली)	१०० ग्रॅ.	२६९
लेट्यूस	१०० ग्रॅ.	१४
आळिंब्या (उकडलेल्या)	१०० ग्रॅ.	११
आळिंब्या (तळलेल्या)	१०० ग्रॅ.	१५७
कांदा (तळलेला)	१०० ग्रॅ.	१६४
कांदा (कच्चा)	१०० ग्रॅ.	३६
मटार (उकडलेला)	१०० ग्रॅ.	७९
पोटॅटो चिप्स्	१०० ग्रॅ.	१८९
बटाटा (सालासकट उकडलेला)	१०० ग्रॅ.	६६
बटाटा (तळलेला)	१०० ग्रॅ.	१४९
लाल भोपळा (उकडलेला)	१०० ग्रॅ.	१३
मुळा	१०० ग्रॅ.	१२
घेवडा (उकडलेला)	१०० ग्रॅ.	१०३
पालक (उकडलेला)	१०० ग्रॅ.	१९
कांद्याची पात	१०० ग्रॅ.	२३
रताळे (उकडलेले)	१०० ग्रॅ.	८४
टोमॅटो गर	१०० ग्रॅ.	६८
टोमॅटो कच्चे	१०० ग्रॅ.	१७

सलगम	१०० ग्रॅ.	२३
सुरण (उकडलेले)	१०० ग्रॅ.	१३३

▶ **बदाम, काजू, अक्रोड इत्यादी**

	वजन	उष्मांक
बदाम	१०० ग्रॅ.	६१२
काजू (खारावलेले)	१०० ग्रॅ.	६११
नारळ	१०० ग्रॅ.	६६९
शेंगदाणे (कोरडे भाजलेले)	१०० ग्रॅ.	५८९
शेंगदाणे (न भाजलेले)	१०० ग्रॅ.	५६४
शेंगदाणे (तेलावर भाजून खारावलेले)	१०० ग्रॅ.	६०२
पिस्ते	१०० ग्रॅ.	६८८
अक्रोड	१०० ग्रॅ.	६८८

▶ **धान्ये व धान्यांचे पदार्थ**

	वजन	उष्मांक
भेळपुरी	१०० ग्रॅ.	१८२
बिस्किटे (चॉकलेट)	१०० ग्रॅ.	५२४
बिस्किटे (घरी केलेली)	१०० ग्रॅ.	४६३

ब्रेड (ब्राऊन)	१०० ग्रॅ.	२१८
ब्रेड (पांढरा)	१०० ग्रॅ.	२६०
पराठा (तेल लावून केलेला)	१	३२८
पोळी (बिन तेलाची)	२	२०२
चॉकोलेट स्विस रोल	१०० ग्रॅ.	३३७
कॉर्नफ्लेक्स	१०० ग्रॅ.	३६०
दही वडा	१	८३
डाळ	१ कप	८०
डोसा (साधा)	१	२१०
इडली (तांदळाची)	२	१३०
इडली (रव्याची)	२	१६
कचोरी	१	१९०
नान	१	३३६
नुडल्स	१०० ग्रॅ.	३९०
ओट्स (दूधातून)	१०० ग्रॅ.	११६
भजी	६	१९७
पास्ता	१०० ग्रॅ.	८६
व्हिटफ्लेक्स (फुललेले)	१०० ग्रॅ.	३२१
तांदूळ (उकडून शिजवलेला)	१०० ग्रॅ.	१३८
तांदुळाची खीर	१०० ग्रॅ.	१४१
समोसा	१	४७२

स्पॉन्ज केक	१०० ग्रॅ.	४५९
उपमा	२६० ग्रॅ.	३९७
कणकेचा हलवा	१०० ग्रॅ.	२६३
कणकेची पुरी	१	६८

▶ **अंडी व अंड्याचे पदार्थ**

	वजन	उष्मांक
उकडलेले अंडे	१	८०
चीज ऑम्लेट	१०० ग्रॅ.	२८६
एग् फ्राईड राईस	१०० ग्रॅ.	२०८
फ्राईड एग	१	१०७
साधे ऑम्लेट	१०० ग्रॅ.	१९१
पोच्ड् एग्	१	७४
स्क्रॅम्बल्ड एग (दूध घालून)	१०० ग्रॅ.	२४७

▶ **गोड पदार्थ व पुडींग्ज्**

	वजन	उष्मांक
बुंदीचा लाडू	१	१५०
ब्रेड पुडींग	१०० ग्रॅ.	२९७
चॉकलेट (मिल्क)	१०० ग्रॅ.	५२९

उष्मांक मोजणी । ५१

चॉकलेट (साधे)	१०० ग्रॅ.	५२५
चॉकलेट मूस	१०० ग्रॅ.	१३९
फ्रुट सॅलड	१०० ग्रॅ.	८०
गुजिया	१०० ग्रॅ.	५०१
गुलाबजाम	२	३८७
मध	१ टी स्पू.	६४
गूळ	१ टी. स्पू.	५६
जिलेबी	१०० ग्रॅ.	४९४
जॅम	१०० ग्रॅ.	२६०
जेली	१०० ग्रॅ.	२८०
लेमन मरँग पाय	१०० ग्रॅ.	३१९
मालपुआ	१०० ग्रॅ.	३२५
तांदूळ गाजर खीर	१०० ग्रॅ.	२२६
संदेश	१	५७
साखर	१ टी. स्पू.	२०

▶ डाळी

	वजन	उष्मांक
हरभरा डाळ (शिजवलेली)	१०० ग्रॅ.	१०५
हरभरा डाळ (भाजलेली)	१०० ग्रॅ.	३६९

मुगाची डाळ (शिजवलेली)	१०० ग्रॅ.	१०५
तूर डाळ (शिजवलेली)	१०० ग्रॅ.	१०५

स्निग्ध पदार्थ व तेले

	वजन	उष्मांक
लोणी	१०० ग्रॅ.	७००
लोणी (२ टे. स्पू.)	३० ग्रॅ.	२५०
नारळाचे तेल	३० ग्रॅ.	२७०
साजूक तूप	३० ग्रॅ.	२६९
शेंगदाणा तेल	१ टी. स्पू.	१२६
मार्गारीन	३० ग्रॅ.	२२२
पाम तेल	३० ग्रॅ.	२७०
तिळाचे तेल	३० ग्रॅ.	२६४
सूर्यफुलाचे तेल	३० ग्रॅ.	२७०

मादक पेये

	वजन	उष्मांक
बीअर	१०० ml	२५
ब्रॅण्डी	३० ml	६५
जिन्	३० ml	६५

रम	३० ml	६५
शेरी	३० ml	४३
व्होडका	३० ml	६५
व्हिस्की	३० ml	६५
वाईन (रेड)	१०० ml	६८
वाईन (व्हाईट)	१०० ml	७६

▶ साधी पेये

	वजन	उष्मांक
सफरचंदाचा रस	१ ग्लास	७६
म्हशीचे दूध	१ कप	२०६
कोका कोला	१०० ml	४०
कोको (१ टी. स्पू.) दुधातून	१ कप	२२४
कॉफी (२ टी. स्पू. क्रीम, २ टी. स्पू. साखर)	१ कप	११०
गायीचे दूध	१ कप	१६०
ड्रिंकिंग चॉकलेट (दुधातून)	१०० ग्रॅ.	३६६
द्राक्षाचा रस	१ ग्लास	९२
लेमोनेड (सीलबंद बाटलीतील)	१०० ml	४५
लिंबू पाणी	१ ग्लास	४७

मिल्क शेक	१ ग्लास	२००
संत्र्याचा रस	१ ग्लास	७२
अननसाचा रस	१ ग्लास	८२
चहा (२ टी. स्पू. क्रीम, २ टी. स्पू. साखर)	१ कप	११०
टोमॅटोचा रस	१ ग्लास	२८

▶ इतर

	वजन	उष्मांक
चाट	१०० ग्रॅ.	४७४
केचअप्	१०० ग्रॅ.	११०
खवा	१०० ग्रॅ.	४२१
पनीर	१०० ग्रॅ.	३४८
बटाटा वडा	१	११८
व्हेजिटेबल कटलेट (मध्यम आकाराचे)	१	१२६

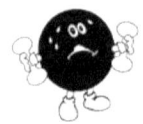 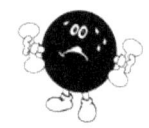

योग्यरित्या वजन कमी करणे

- हळूहळू वजन कमी करणे हा वजन कमी करण्याचा सर्वोत्तम आणि परिणामकारक मार्ग आहे.
- वेगाने वजन कमी करणारा आहार अपायकारक असतो कारण जेवढे वजन कमी होते ते थोड्याच काळात परत वाढते व त्वचाही सैल होते.
- योग्य आहाराने सावकाश कमी केलेले वजन तुम्हाला ठराविक अन्नपदार्थांच्या इच्छेवर मात करायला मदत करेल.
- तुम्हाला जर शहाणपणाने वजन कमी करायचे असेल तर तुमचे एकूण उष्मांक घेणे १२०० ते १३०० उष्मांकांपर्यंत कमी झाले पाहिजे.
- कमी उष्मांकांचा आहार काही काळ घेतल्याने तुमचे शरीर शरीरात साठविलेली चरबी वापरू लागेल.
- जरी वजन कमी होण्याची क्रिया अतिशय सावकाश असेल, तरी नाऊमेद होऊ नका, कारण तुम्हाला धीराचे व चिकाटीचे फायदे अखेर मिळतील.

टाळावयाचे अन्नपदार्थ

- सर्व तळलेले, तेलावर परतलेले पदार्थ उदाहरणार्थ पुरी, भजी, समोसा, डोसा, पराठा इत्यादी.
- सर्व गोड पदार्थ, उदाहरणार्थ केक्स व पेस्ट्रीज, जाम, चॉकलेट, भारतीय गोड पदार्थ, आईस्क्रिम वगैरे
- बदाम, काजू, अक्रोड, बेदाणे, शेंगदाणे इत्यादी सुकी फळे व बिया
- द्राक्षे, आंबा, मोठी केळी, चिक्कू व अननस अशी काही फळे
- अळू, तळलेले बटाटे व रताळी यांसारख्या काही भाज्या
- साय व सायीसकटचे दूध, लोणी, तूप.
- चहा व कॉफी कमी प्या म्हणजे एकूण कॉफिन घेण्याचे प्रमाण कमी होते.
- लाल मांस व प्राणीजन्य चरबी खूप कमी करा व शिजविण्यापूर्वी दिसणारी सर्व चरबी काढून टाका.
- तळलेले मासे टाळा.
- कमी अंडी खा किंवा अंडी पिवळा बलक काढून टाकून खा.
- सॅच्युरेटेड फॅट्स (तुपासारखे) वापरू नका. त्याऐवजी पॉली-अॅनसॅच्युरेटेड फॅट्स (घाणीच्या तेलासारखे) वापरा.
- अतिशुद्ध केलेले अन्नपदार्थ कमी वापरण्याचा प्रयत्न करा, अगदी अतिशुद्ध साखरही.
- हाडांचे वय वाढण्याची प्रक्रिया टाळण्यासाठी खास कमी उष्मांकांचे

योग्यरित्या वजन कमी करणे । ५७

आहार टाळा, विशेषत: ज्यात सर्व पोषक तत्त्वे नाहीत असे पदार्थ उदा. वजन कमी करणाऱ्या पावडरी, पेये किंवा एक-आहार कार्यक्रम.

- कार्बन-डाय-ऑक्साईडशी संयोग घडवून आणलेली गोड पेये आम्लयुक्त असतात व ती तुमच्या शरीरातील खनिजांचे प्रमाण बिघडवू शकतात, तेव्हा ती टाळा.
- जास्त प्रथिनयुक्त आहार, ज्यामुळे शरीरातील खनिजे, विशेषत: हाडांना लागणारी खनिजे, शरीरातून बाहेर काढून टाकली जातात, तो टाळा.
- मादक पेये, जी शरीरातील खनिजे कमी करतात, ती टाळा.
- सर्व अन्नातील मीठाचे प्रमाण कमीत कमी ठेवा.
- शिजविण्यासाठी ॲल्युमिनिअमची भांडी, पत्रा इ. वापरणं टाळा कारण यामुळे भयंकर असा 'अल्झायमर्स' आजार होऊ शकतो.
- प्रक्रिया केलेले अन्न, विशेषत: चीज कमी करा.
- टाकाऊ किंवा कृत्रिम अन्न टाळा, ज्यामध्ये पोषक तत्त्व कमी पण उष्मांकांचे प्रमाण फार असते.
- दोन जेवणांच्या मध्ये उपाहार करणे टाळा.
- सतत व्यग्र राहून भूक नसताना खाणे टाळा. टीव्ही बघत असताना तुमचा जास्त खाण्याकडे कल असतो.
- जेव्हा तुम्ही सार्वजनिक कार्यक्रमांना जाल, तेव्हा शरीराची गरज

असेल तेच अन्न फक्त खा. (लग्नांमध्ये तुमच्या बशीत सॅलड भरपूर घ्या व इतर पदार्थ कमी घ्या.)

- तुम्हाला जर स्वत:चे चोचले पुरविण्याबद्दल मन खात असेल तर शिष्टाचार म्हणून अन्न संपविण्यापेक्षा ते बशीत राहू दिलेले अधिक चांगले.
- तुम्हाला भूक लागेल तेव्हाच खा. लक्षात ठेवा, तुम्ही योग्यरित्या वजन कमी करण्याचा प्रयत्न करीत आहात. पण जेवण टाळू नका. आवश्यक तेवढेच जेवा आणि जास्त वाढून घेणे टाळा.
- खात असताना अन्नाच्या प्रत्येक कणावर लक्ष केंद्रीत करा. खाताना वाचणे वा टी. व्ही. बघणे टाळा. त्यामुळे आपण किती खात आहोत याकडे दुर्लक्ष होते.
- नेहमीपेक्षा जास्त वेगाने अन्न बकाबका खाऊ नका, ज्यामुळे मेंदूकडे जास्त खाल्याचा संदेश पोहोचण्यापूर्वीच तुमचे पोट जास्त भरले जाते.
- रात्री उशीराची मेजवानी टाळा कारण तुमचा न चुकता गरजेपेक्षा जास्त खाण्याकडे कल राहतो.

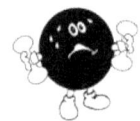 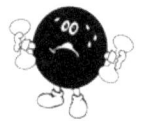

वजन कमी करण्यासाठी आहार

- आहाराचा कार्यक्रम तुम्हाला आवडला पाहिजे नाहीतर तुम्ही तुमचे लक्ष्य गाठण्यापूर्वीच तुम्हाला तो सोडून द्यावासा वाटेल.
- नवीन व परदेशी पदार्थ जे आरोग्यदायी व खायला चांगले आहेत, ते करून बघण्याची तुम्हाला ही चांगली संधी आहे.
- प्रयोग : तुम्हाला जे अन्नपदार्थ एकत्र चांगले लागतील असे वाटते ते मिसळा, पण कमी चरबी व कमी साखरयुक्त, जास्त तंतूमय आणि भरपूर ताजी फळे व भाज्या असलेले पदार्थ हे आरोग्यदायी आहाराचे मूळ तत्त्व आहे हे लक्षात ठेवा.
- तुमच्या पदार्थांमध्ये मसाले वापरा आणि पदार्थ आकर्षकपणे सजवा म्हणजे सौम्य पदार्थही मोहवणारी मेजवानी वाटतील.
- एका संपूर्ण दिवसाच्या आहारात पुढील प्रमाणं समाविष्ट असावीत.

कर्बोदके : ६५ टक्के

चरबी : २० टक्के

प्रथिने : १५ टक्के

जीवनसत्त्वे, क्षार व पाणी गरजेप्रमाणे

- कर्बोदके हे शरीरातील शक्तीचे सर्वात मोठे उगमस्थान असते. ते शरीरातील उष्णता व काम करण्यासाठी लागणारी शक्ती ठराविक पातळीवर ठेवतात.
- कर्बोदकांचे विभाजन साखर, पिष्ठमय घटक व तंतूमध्ये होते.
- साखर तिच्या नैसर्गिक रुपात काही पदार्थांमध्ये असतेच. उदा. फळांमधील फ्रुक्टोज आणि दुधातील लॅक्टोज; पण शुद्ध केलेली साखर (सुक्रोज) जी चहा/कॉफी, बिस्किटे, गोड पदार्थ इत्यादी मधे वापरली जाते, ती रक्तातील साखरेचे प्रमाण फार लौकर वाढविते आणि तितक्याच लौकर ते कमीही करते. ह्यामुळे तुम्हाला भूक लागते व गोड पदार्थ खाण्याची तीव्र इच्छा निर्माण होते. तेव्हा साखर घेण्याचे प्रमाण कमीत कमी ठेवा.
- पिष्ठमय पदार्थ जड असतात व पोट भरल्याची जाणीव करून देतात. पिष्ठमय घटक ब्रेड, बटाटे, भात, धान्ये व शेंगा इ. अनेक पदार्थांमध्ये आढळतात.
- तंतू, ज्याला कोंडा असंही म्हटलं जाते, ही न पचणारी कर्बोदके असतात, जी बद्धकोष्ठ व आजाराचा धोका कमी करत पचन मार्गामधून नुसतीच पुढे जातात. तंतू द्रव्याबरोबर घेणं बारीक होऊ इच्छिणाऱ्यांसाठी चांगलं आहे कारण यामुळे पोटही भरते आणि तुम्ही कमी खाता. धान्यातील कोंडा, संपूर्ण धान्य वापरून केलेले ब्रेड व धान्ये, ताजी फळे व भाज्या, सालासकट उकडलेले

बटाटे आणि डाळी इत्यादी तंतूची उत्तम उगमस्थाने आहेत.

- चरबी, शक्तीचे एक केंद्रीत मूळ, शरीरातील उष्णता बाहेर पडण्यापासून रोखते व चरबीत विरघळणारी A, D, E व K जीवनसत्त्वे साठवून ठेवते.
- चरबी व तेले यांचे विभाजन संपृक्त, एक संपृक्त व बहुसंपृक्त असे केले आहे.
- दुग्धजन्य पदार्थ, मांस, घट्ट चरबी व नारळाचे तेल यांत असणारे संपृक्त स्निग्धांश रक्तवाहिन्यांना हानीकारक असून यामुळे हृदयरोग होऊ शकतो.
- बिया (काजू, बदाम, अक्रोड इ.) व ऑलिव्ह तेल यांमध्ये असणारे एकसंपृक्त हे संपृक्तांपेक्षा जास्त चांगले.
- बहुसंपृक्त चरबीचीच फक्त शरीराला गरज असते कारण यात दोन आवश्यक चरबीयुक्त आम्ले (Fatty acids) असतात, पण आहारात सर्व चरबी व तेलांचे प्रमाण कमीत कमी ठेवावे.
- कोंबडी, बदक इ. पक्ष्यांचे मांस, मासे, अंडी, सोया पदार्थ, पनीर, दही, धान्ये, भात, बटाटे, ब्रेड आणि डाळी इत्यादींमध्ये आढळणारी प्रथिने शरीरातील पेशींयुक्त भाग बनविणे, त्याची देखभाल व दुरुस्ती करणे ह्यासाठी वापरली जातात.
- पाणी हे शरीरातील प्रत्येक क्रियेला अत्यावश्यक आहे व सर्वांसाठी ६ ते ८ ग्लास पाणी पिण्याची शिफारस केलेली आहे.

जीवनसत्त्वे

जीवनसत्त्वे	उगमस्थाने
A	गाजर, कलेजा, दूध, लोणी, मार्गारीन, अंड्यातील बलक, चीज, टोमॅटो, गडद हिरव्या भाज्या, पिवळी व केशरी फळे, हॅलिबट व कॉड लिव्हर ऑईल.
B1 (थायामिन)	दूध, लीन बेकन, डुकराचे मांस, कलेजा, किडनी, डाळी, शेंगदाणे, ओटमिल, पीठे, खमीर, गव्हाचे अंकुर, ब्रेड
B2 (रिबोफ्लेव्हिन)	दूध, दही, चीज, कलेजा, किडनी, अंडी, कोंडा (धान्याचा), खमीर
B3 (नायासिन)	शेंगदाणे, कोंडा न काढलेल्या आट्याचा ब्रेड, खमीर, मांस, कलेजा, कॉफी, बीअर, डाळी व बटाटे
B6 (पायरिडॉक्सासन)	बटाटे, पालेभाज्या, आख्खी धान्ये, धान्याचे पदार्थ, काजू, बदाम, अक्रोड इत्यादी, ताजी व सुकी फळे

B12	कलेजा, हृदय, सारडीन मासे, चीज, अंडी, दूध, फोलीक ॲसिड कलेजा, मासे, ॲव्होकॅडो, हिरव्या भाज्या, कोंडा न काढलेल्या आट्याचा ब्रेड, अंडी, केळी, धान्याचा कोंडा, बीट, शेंगदाणे
C	ताजी फळे व हिरव्या भाज्या, कोबी, गुसबेरी, आंबट फळे, पेरू, हिरवी व लाल सिमला मिरची, मोड आलेले कडधान्य
D	हेरींग, सालमन, सारडीन इ. मासे, अंड्यातील बलक, मार्गारीन, लोणी व कलेजा
E	गडद हिरव्या भाज्या, गव्हाचे अंकुर, भाजीजन्य तेले, आख्खी धान्ये, काजू, बदाम, अक्रोड व अंडी
K	पालेभाज्या, अंड्यातील बलक आणि दही

क्षार / खनिजे

क्षार / खनिजे	उगमस्थाने
कॅल्शियम	दुधाचे पदार्थ, सारडीन मासा, सोयाबीन, शेंगदाणे व पांढरा ब्रेड
आयोडीन	सागर मेवा, दूध, अंडी, मांस, भाज्या
लोह	कलेजा, किडनी, गोमांस, कोंडा न काढलेल्या आट्याचा ब्रेड, बटाटा, सुका जरदाळू व सोया सॉस
मॅग्नेशियम	धान्य व भाज्या
फॉस्फरस	काजू, बदाम, अक्रोड इ., अंडी, सोया व आख्खी धान्ये
पोटॅशियम	दूध, भाज्या व फळे
सोडीयम	बहुतेक सर्व भाज्या
झिंक	दूध, चीज, कोंडा न काढलेल्या आट्याचा ब्रेड, मांस, ऑइस्टर्स

आहाराचे नमुने

▶ नमुना १

सकाळी लवकर	लिंबू रस व १ चमचा मध १ ग्लास पाण्यातून आणि २ लसूण पाकळ्या गिळणे.
सकाळचा नाश्ता	१ कप चहा, १ स्लाईस ब्रेड भाजलेला किंवा न भाजता, १ उकडलेले अंडे
दुपारचे जेवण	१ कप सूप, २ पोळ्या, १/२ कप डाळ, १ कप भाजी, १/२ कप दही, १ संत्रे
दुपारचा चहा	१ कप चहा
रात्रीचे जेवण	१ कप भात, १/२ कप डाळ, १ कप भाजी व भरपूर ताजे सॅलड

▶ नमुना २

सकाळी लवकर	थोडी पुदीन्याची पाने व दोन लवंगा घालून २ कप कोमट पाणी

सकाळचा नाश्ता	१/२ कप शिजवलेली लापशी, २५ ग्रॅ. पनीर
दुपारचे जेवण	१ कप सूप, १ कप भात, १/२ कप डाळ, १ कप कच्च्या भाज्या, १/२ कप दही, १ छोटे केळे
दुपारचा चहा	१ कप चहा
रात्रीचे जेवण	१ कप भात, १/२ कप डाळ, १ कप भाजी व भरपूर सॅलड

▶ नमुना ३

सकाळी लवकर	दोन मिरे घालून २ कप कोमट पाणी व एक छोटा आल्याचा तुकडा गिळावा.
सकाळचा नाश्ता	१ इडली, १ उकडलेले अंडे, १ कप चहा
दुपारचे जेवण	१ कप सूप, २ पोळ्या, १/२ कप डाळ, १ कप ऋतुप्रमाणे भाजी, १/२ कप रायता, १ सफरचंद किंवा १ मोसंबे

दुपारचा चहा	१ कप चहा
रात्रीचे जेवण	१ कप भात, डाळ किंवा मासे (१/२ कप), १ कप भाज्यांचे मिश्रण करून केलेली भाजी व भरपूर ताजे सॅलड

महत्त्वाच्या सूचना

- गाजर, मुळा, टोमॅटो, कांदा, काकडी, लेट्यूस इ. ताज्या भाज्यांनी जेवणाची सुरूवात करा व ह्या भरपूर खा.
- स्वच्छ सूप, लिंबू रस (पाण्यातून), ताक हे किती उष्मांक घेतले गेले याची काळजी न करता भरपूर घेऊ शकता.
- पांढऱ्या साखरेच्या जागी तुम्ही नेहमीच मध अथवा गुळी साखर वापरू शकता.
- सालांसकट उकडलेला बटाटा ही एक भाजी आहे व वेगळ्या पद्धतीने केल्यास त्यातून केवळ पिष्ठमय घटकच मिळतो.
- अति रक्तदाब होण्याची भिती कमी असल्यामुळे शाकाहारी आहार हा मांसाहारी आहारापेक्षा अधिक सुरक्षित आहे. शिवाय यामुळे मलाशयाचा कर्करोग होण्याची शक्यता कमी होते.
- लसूण रोगसंसर्ग, हृदय विकार आणि अति रक्तदाब लांब ठेवण्यास मदत करते.
- लसूण कर्करोगाची वाढ पसरवण्यापासून थांबविते आणि रक्तातील

कोलेस्टरॉलची पातळी कमी करून हृदयरोगाचा धोका कमी करते.

- लसणीप्रमाणेच कांद्यातही लोह, कॅल्शियम, पोटॅशियम, फोलेटस् व जीवनसत्त्व A भरपूर प्रमाणात असल्यामुळे कांदाही कोलेस्टरॉलची पातळी कमी करतो व हृदयरोग होण्यापासून रोखतो.
- तुमच्या आहारातील चरबी, साखर व मीठ कमी करा आणि जास्त तंतू खा.
- सॅलडमध्ये मिठाऐवजी औषधी वनस्पती (Herbs) वापरा.
- भरपूर पाणी प्या जे शरीरातील सर्व विषे बाहेर काढून टाकेल.
- नेहमी सकाळचा नाश्ता करा नाहीतर शेवटी तुम्ही दिवसभरात नंतर टाकाऊ अन्न (Junk food) खाल.
- जेव्हा तुम्हाला भूक लागेल तेव्हा उपाहार करणे टाळा व कच्चे गाजर अथवा काकडी घ्या, साखरेशिवाय लिंबूपाणी घ्या किंवा १ ग्लास ताक घ्या किंवा कुठलेही फळ.
- एकदाच भरपूर जेवून परत न जेवणे टाळा कारण शरीर एकाच वेळेला उष्मांकांचे संपूर्ण मूल्य वापरू शकत नाही आणि म्हणून उरलेले चरबी रुपाने साठवते कारण पचनक्रियेचा वेग कमी झालेला असतो.
- अन्न किंवा भाज्या तळण्यापेक्षा शक्य होईल तेव्हा वाफेवर शिजवा.
- ज्यात बिटा कॅरोटीनेच प्रमाण भरपूर आहे असे अन्न भरपूर खा.

वजन कमी करण्यासाठी आहार । ६९

उदा. पपई, पालक, हिरव्या भाज्या, टोमॅटो, गाजर, दूध, लाल भोपळा इत्यादी. ते त्वचेचा कर्करोग होण्याची शक्यता रोखण्यास मदत करतात.

- ऑस्टीओपोरॉसिस (हाडे अकाली ठिसूळ होणे) टाळण्यासाठी तुमच्या आहारात भरपूर कॅल्शियम असल्याची खात्री करा.
- तुमच्या आहारातील संपृक्त चरबी कमी करण्यासाठी तिच्या जागी आख्ख्या धान्यांचे पदार्थ, फळे, भाज्या, सुकविलेल्या शेंगा व मटार, मासे व पक्ष्यांचे मांस वापरा.
- कोलेस्टरॉलशी लढा देण्यासाठी वांगे, दही व कांदा नेहमी खा.
- B6 भरपूर प्रमाणात असलेले शेंगदाणे, काजू, बदाम, यासारख्या बिया, लाल तांदूळ, कलेजा, हेरींग व सालमन मासे थोड्या प्रमाणात, उष्मांक लक्षात घेऊन जोम वाढविण्यासाठी खा.
- थोड्या पण पौष्टिक आहाराचं महत्त्व सांगावं तितकं थोडंच.

शारीरिक तंदुरुस्तीमुळे तुम्हाला जास्त चांगले वाटेल, तुम्ही जास्त चांगले काम कराल व जास्त चांगले दिसाल.

ज्यांना सडपातळ व निरोगी - 'फिट' राहायचे आहे अशा लोकांसाठी हे सोपे आरोग्य मार्गदर्शक आहे. शिवाय हे तुमच्या आरोग्यविषयक ज्ञानात भर घालून शरीर निरोगी राखण्याचे वेगवेगळे मार्गही सुचवते.

चला जाणून घेऊ या!

चालणे

मूळ इंग्रजी लेखिका : **विजया कुमार**

अनुवाद : **मोतिया बसर्गेकर**

आरोग्यासाठी आणि शारीरिक तंदुरुस्तीसाठी सोप्पा, साधा, सुरक्षित आणि कमी खर्चिक असा एकमेव मार्ग म्हणजे 'चालणे'.

तुम्ही हा व्यायाम कुठेही, केव्हाही करू शकता.

याच्यासाठी गरजेची आहेत

फक्त चांगल्या प्रतीची पायताणं.

प्रत्येक वयातील व्यक्तींसाठी, तसेच आजारातून नुकतेच बरे झालेल्यांसाठीही 'चालणे' हा सर्वांगसुदर व्यायाम आहे.

हे पुस्तक तुम्हाला योग्य काळजी व आदर्श आहार या गोष्टी सांभाळून आपले चालणे कसे वाढवायचे यावर उत्तम मार्गदर्शन करते.

All rights reserved. No part of this publication may be reproduced, stored in a retrieval system or transmitted, in any form or by any means, without the prior written consent of the Publisher and the licence holder. Please contact us at **Mehta Publishing House,** 1941, Madiwale Colony, Sadashiv Peth, Pune 411030.

✆ +91 020-24476924 / 24460313

Email : info@mehtapublishinghouse.com
production@mehtapublishinghouse.com
sales@mehtapublishinghouse.com

Website : www.mehtapublishinghouse.com

◆ *या पुस्तकातील लेखकाची मते, घटना, वर्णने ही त्या लेखकाची असून त्याच्याशी प्रकाशक सहमत असतीलच असे नाही.*

७२

www.ingramcontent.com/pod-product-compliance
Lightning Source LLC
LaVergne TN
LVHW052002060526
838201LV00059B/3785
9788177664683